Atkins Régime

Perdre du poids et se sentir bien Contient Conseils et recettes

By Arnold Yates

Table des matières

introduction

Je tiens à vous remercier et à vous féliciter pour le téléchargement du livre, *«Atkins Diet: Le moyen efficace pour perdre du poids"*.

À un certain moment dans vos efforts pour perdre du poids, vous pouvez douter si vous êtes sur la bonne voie avec votre programme de régime pour des raisons diverses. Le flot d'informations sur les aliments de régime est écrasante, ou les points de vue contradictoires des experts en alimentation pour le meilleur programme de régime vous laisser confus, et la crainte si votre régime alimentaire est médicalement son ou met en danger votre santé.

Aller sur un régime alimentaire varie selon les individus et dépend de ce que vous voulez atteindre et suivre fidèlement. On ne peut pas simplement accepter une déclaration générale pour perdre du poids et rester en bonne santé en mangeant moins et d'être actif dans le gymnase. Vous pouvez être actuellement sur un programme de perte de poids et de faire quelques exercices et toujours pas trouver de la satisfaction dans la vitesse à laquelle vous perdez du poids.

Mais, vous pouvez maintenant mettre de côté ces incertitudes, réussir à perdre ces poids non désirée et se sentir bien dans votre peau grâce à la diète Atkins. régime Atkins, en bref, est un programme de régime qui est facile à suivre et respecter sans perdre votre penchant pour la nourriture. Et vous n'avez pas à vous soucier de gagner en arrière les excès de graisse après le programme dans le but du programme de régime Atkins est le maintien de la durée de vie du poids désiré.

Ces dernières années ont vu la popularité croissante de la diète Atkins après quelques célébrités ont affirmé succès avec cette approche nutritionnelle. L'utilisation du régime Atkins continue d'augmenter, maintenant avec une suite de près d'un dixième de la population adulte. Beaucoup de personnes à la diète Atkins à l'aide du plan de régime affirment qu'ils ont perdu environ 18 livres dans les six mois, sans risque de problèmes cardiaques. La popularité de ce plan de régime est en mettant l'accent sur la réduction de la consommation d'hydrates de carbone sans avoir faim.

Ce livre vous amène à une compréhension de la diète Atkins et montrer les avantages découlant de son utilisation.
Merci encore pour le téléchargement de ce livre. J'espère que ça vous plait!

Chapitre 1 - Entrer dans la diète Atkins

Une diète raison trouver le régime Atkins attrayant est sa flexibilité correspondant à leurs besoins nutritionnels spécifiques. Incorporer les expériences des adeptes, un autre livre sur le régime Atkins est sorti en 2002. Le livre, de même, ajusté les parties du plan de régime Atkins, mais pas le concept principal. Depuis la publication de ce livre, d'autres études effectuées sur le régime Atkins sont arrivés à des conclusions similaires sur l'efficacité du programme dans l'amélioration des problèmes médicaux et nutritionnels.

Les bases principales du programme de régime d'Atkins

Vous pouvez voir les caractéristiques prometteuses du programme de régime Atkins dans ses principes fondamentaux ancrés dans la recherche scientifique:

Perte de poids. Les partisans de la diète Atkins réclamation pour perdre du poids dans les trois à six mois du programme. D'autres prétendent l'efficacité pour durer un an et même plus. Ceci est en accord avec le but de la diète Atkins d'une habitude de manger à vie qui maintient votre poids désiré.

Poids de subsistance. Ceux qui tentent une faible teneur en gras et régime à basses calories ont tendance à quitter le programme tôt en raison de la faim ou l'incapacité à freiner les envies. Vous pouvez durer avec un programme faible en gras pour une courte durée, mais adhérant à ce programme pour une période plus longue peut se révéler être une épreuve. Les Atkins offres de régime alimentaire avec cette préoccupation que manger habitude ne se limite pas, à condition que vous gardez les glucides faible. Suite adhésion au programme vous permet de trouver votre tolérance glucidique et vous garde satisfait de votre apport alimentaire.

Amélioration de la santé et le bien-être. Avec votre exigence nutritionnelle en correspondance avec le plan de régime Atkins, vous vous sentez moins la fatigue due à la stabilisation de votre taux de sucre. Vous remarquerez une amélioration de votre santé, même au stade initial du programme, ce qui vous fait sentir bien.

Prévention des facteurs de risque pour la santé. Des études sur le régime d'Atkins prouvent qu'il est efficace dans l'amélioration des maladies chroniques telles que les maladies cardiaques, le diabète et l'hypertension. Cette efficacité est due à un niveau réduit de la production d'insuline dans le système corporel.

Les gains provenant de la diète Atkins

Controverses accompagnent toujours l'introduction de nouvelles idées, et le régime Atkins ne fait pas exception. La controverse sur le régime Atkins vient de sa faible teneur en glucides, riche en matières grasses et en protéines régime alimentaire qui était la consommation populaire à l'époque. Cependant, des études récentes sur le régime Atkins montrent des avantages nutritionnels et médicaux.

1. *Réduction automatique de l'appétit.* Il est naturel pour un sur un programme de perte de poids à avoir faim, et cela ne devrait pas vous inquiéter. Dans le régime Atkins, vous ressentez de l'inconfort de la faim au cours de la phase d'induction où votre système est volontairement acclimaté à l'idée de brûler les acides gras pour augmenter votre niveau d'énergie, un processus connu sous le nom cétogenèse.

2. régime Atkins perd plus de poids rapide. Une des raisons de la perte de poids rapide est que le taux d'insuline plus faible provoque le rein pour évacuer l'eau en excès du corps, ce qui se produit au cours des deux premières semaines du programme.

3. La perte de graisse se produit d'abord dans l'abdomen. Les graisses sous-cutanées résident sous la peau abdominale, ainsi que les graisses viscérales sont profondes dans le torse. Les deux sont les risques pour la santé lorsqu'il est en excès, et en particulier pour la graisse viscérale, est mortelle. Des études montrent que de faibles glucides réduisent les effets nocifs de la graisse abdominale.

4. *Augmentation du niveau de bon cholestérol et la réduction du risque de maladie cardiaque.* Le cholestérol peut être soit «bon», connu sous le nom de lipoprotéines de haute densité (HDL) ou «mauvais», connu sous le nom de lipoprotéines de basse densité (LDL). Deux HDL et LDL fonction de porter le taux de cholestérol dans le sang. LDL cholestérol se trouvent à une distance à partir du foie alors que le HDL cholestérol prend du corps vers le foie pour la réutilisation et l'excrétion. Dans le régime Atkins, HDL augmente en raison de la consommation de graisses, réduisant ainsi le risque de maladie cardiaque.

5. *Amélioration importante dans la condition de ceux de type 2 diabète.* Glucides se décomposent en sucre et élever les niveaux de sucre dans le sang, ce qui augmente le taux d'insuline. Pour les personnes qui sont résistantes à l'insuline, un taux élevé de sucre dans le sang devient un problème majeur et conduit au diabète de type 2. Le régime Atkins empêche l'augmentation du niveau de sucre en raison du régime faible en glucides, la prévention du diabète du type 2.

6. *Faible glucides réduit l'hypertension.* L'hypertension artérielle est un facteur de risque pour la maladie cardiaque, l'insuffisance rénale, et d'AVC. Une faible consommation d'hydrate de carbone réduit la pression sanguine, et par extension, permet de réduire les facteurs de risque pour les maladies chroniques.

7. *Efficace dans le traitement du syndrome métabolique.* Métabolique Le syndrome est une collection médicale des symptômes de:
- Une pression artérielle élevée
- L'obésité abdominale
- Faible taux de HDL
- taux élevé de triglycérides
- Les niveaux élevés de sucre dans le sang

La faible consommation d'hydrates de carbone inverse ce syndrome métabolique et améliore l'état de santé du cœur et le diabète de type 2.

8. faible en glucides sert de thérapie pour les troubles cérébraux. L'affirmation selon laquelle le sucre est nécessaire pour le cerveau est vrai. Il y a des parties du cerveau qui brûlent le glucose. Sans hydrates de carbone, le foie produit du glucose, qui l'envoie ensuite au cerveau. En outre, une grande partie du cerveau brûle aussi des cétones (substances qui décomposent les graisses pour l'énergie) formés à partir de la faible consommation de glucides. Ce processus de cétones brûlantes aide à prévenir les crises cérébrales, comme des crises d'épilepsie.

9. Les prestations médicales au-delà de la perte de poids. Certaines des préoccupations médicales positivement affectées par le régime Atkins sont:
   - la réduction de reflux acide
   - L'acné
   - Maux de tête
   - Cancer
   - syndrome des ovaires polykystiques (SOPK), une maladie endocrinienne fréquente chez les femmes en âge de procréer
   - Démence
   - La narcolepsie ou la somnolence diurne

Ces troubles médicaux sont dus à la teneur calorique élevé de la nourriture consommée par les gens. Limiter la consommation d'hydrates de carbone, par conséquent, contribue à améliorer votre santé. Le concept du régime Atkins de régime faible en glucides et vie bonne habitude de manger résoudre le problème de l'obésité. Mais, il semble maintenant que le régime Atkins peut avoir des avantages bien au-delà la perte de poids.

Chapitre 2 - Les différentes phases de régime d'Atkins expliqué

Le programme de régime Atkins suit un plan en quatre phases où la diète doit passer d'une phase à l'autre. Le but de ces phases est de permettre à votre système d'ajuster progressivement à l'objectif de durée de vie de maintien du poids grâce à une bonne habitude de manger.

Comme mentionné, le plan est flexible et répond à vos besoins nutritionnels spécifiques. Ces phases sont l'induction, la perte permanente de poids (OWL), pré-entretien et le maintien de la vie.

Phase 1 – Induction

Vous trouverez la phase d'induction la plus restrictive de toutes les phases que les appels de régime pour une réduction soudaine de votre consommation de glucides. Vous pouvez rencontrer une certaine quantité de perte de poids dans cette phase, mais ce n'est pas la vraie raison de la phase d'induction. La raison est de permettre à votre système de se habituer à un changement dans la chimie de votre corps, ce qui rend plus sensible à la combustion des acides gras à utiliser comme énergie.

Mais, un habitué à un régime alimentaire riche en glucides peut trouver la baisse soudaine très inconfortable. Lorsque vous vous sentez la sensation de faim, vous devez revenir à votre objectif de perdre du poids pour vous tenir en haleine avec le programme. Dans l'attente de la réussite à la fin de votre programme vous aide à rester motivé.

La phase d'induction dure deux semaines, mais vous pouvez continuer avec la phase d'induction si vous avez besoin de perdre beaucoup de poids. Si le but de votre adhésion au programme est de changer les habitudes alimentaires, une forte consommation de calories est recommandé pour prévenir la perte de poids.

Vous pouvez vous attendre ce qui suit dans la phase d'induction:
- La consommation quotidienne limitée de glucides (20 grammes de glucides nets) pour un minimum de deux semaines. Déterminer les glucides nets en déduisant le nombre de grammes de fibres par les grammes de glucides.
- Profitez de manger des aliments qui combinent protéines et matières grasses comme la volaille, les œufs, le poisson, l'agneau, le bœuf et le porc. Cependant, limiter votre consommation de fromages que ceux-ci contiennent des glucides.
- Mangez une alimentation équilibrée avec des graisses naturelles, telles que les graisses saturées, polyinsaturés et monoinsaturés, à l'exception des graisses hydrogénées.
- L'inclusion de non-féculents légumes à feuilles dans votre régime alimentaire.
- Suite à un régime de huit verres d'eau par jour.

Le succès de la phase 1 du programme est un signal pour vous de passer à la phase 2. Il est conseillé de ne pas rester trop longtemps dans la phase 1, ou vous pourriez vous ennuyer avec la monotonie du menu. Le danger à ce point est de croire qu'il est bon de manger tout ce que vous pouvez perdre du poids à nouveau en répétant la phase 1.

Phase 2 - En cours de perte de poids (OWL)

L'objectif pour OWL est de trouver votre glucides tolérance, qui vous dira combien de glucides que vous pouvez consommer et continuer à perdre du poids. Dans cette phase, vous réintroduire lentement la nourriture glucides dans votre alimentation, explorer ce que la nourriture que vous pouvez manger et quoi ne pas manger.

À la phase 2, votre taux de perte de poids ralentit. Vous pouvez augmenter votre consommation de glucides à partir de 20 grammes à 25 grammes, augmentation de l'apport de 5 grammes pour chaque semaine de la phase 2. En observant vos progrès dans la perte de poids, ce qui devrait être à un à deux livres par semaine, vous pouvez dire à votre glucides personnelle équilibre. Ce niveau de l'équilibre entre 30 à 80 grammes par jour ou plus en fonction de votre âge, le sexe, le statut des hormones, et le niveau d'activité.

À OWL, vous pouvez commencer à manger des aliments riches en nutriments, tels que les fruits et légumes non féculents. Vous pouvez également commencer à profiter de fromages à pâte molle, comme le fromage cottage. Une méthode recommandée est d'introduire un nouvel aliment d'un groupe et d'observer si la nourriture vous fait gagner ou perdre du poids. Si vous vous sentez la nourriture est à l'origine des problèmes, le mettre de côté et de le remplacer par un autre du même groupe ou le réintroduire à un stade ultérieur.

Phase 2 dure jusqu'à au moins 10 livres de votre poids désiré.

Phase 3 - Pré-Maintenance.

Vous approchez de votre objectif de poids avec 10 livres pour répandre. La phase de pré-entretien recommande une réduction progressive du poids restant de votre objectif de poids.

Dans la phase de pré-entretien, vous ajoutez 10 grammes de glucides nets à votre alimentation quotidienne. Ajouter la nourriture à votre régime alimentaire, comme les lentilles et autres légumineuses, les fruits (sauf les baies), les féculents et les grains entiers. Il est dans cette phase, vous trouverez votre niveau de tolérance glucidique. Le niveau de tolérance glucidique est le point où vous ne gagnez ou perdre du poids. Lorsque vous atteignez ce point, cela signale votre dernière phase du programme.

Si vous remarquez que vous n'êtes plus perdre du poids, vous réduisez votre consommation de glucides par 10 grammes, éviter les édulcorants artificiels, boire 8 verres d'eau par jour, et de compter et d'enregistrer votre apport calorique.

Phase 4 - entretien à vie.

Comme mentionné précédemment, l'entretien à vie est l'objectif principal de la diète Atkins. Il est en phase 4 que vous commencez l'entretien de votre vie avec un quotidien de 40 à 120 grammes de glucides nets. La gamme de glucides nets prend en considération votre métabolisme, le sexe, l'âge, et votre activité. Complétant la diète Atkins avec l'exercice régulier vous aidera à acquérir un niveau de tolérance aux glucides plus élevé.

Après le plan de régime Atkins comme prescrit, vous avez réussi à atteindre votre objectif de poids et se sentir bien dans votre progression. Prenez note, cependant, que le régime Atkins est sur le maintien du poids à vie et doit toujours être dans votre esprit pour que vous puissiez coller avec un régime alimentaire équilibré.

Chapitre 3 - Maintien du poids de régime d'Atkins

Ce qui distingue le régime Atkins est l'accent mis sur ce que la nourriture à manger tandis que l'autre des programmes de régime de l'importance à ce que ne pas manger. Dans le plan de régime Atkins, vous ne devez pas sentir la faim alors que dans le programme, et vous pouvez manger autant que vous voulez aussi longtemps que la teneur en glucides est faible comme recommandé dans chaque phase.

la phase d'induction.

Vous pouvez manger presque rien, mais limiter votre consommation de glucides à 20-25 grammes. Vous pouvez manger des légumes de base (pas de légumes féculents), des protéines, des graisses saines, et la plupart des fromages. Vous pouvez inclure les noix et les graines dans votre alimentation.

- Coquillages sont bons, mais ils contiennent des hydrates de carbone, par conséquent, limiter votre consommation de coquillages à 4 onces par jour.

- La viande non transformée: boeuf, porc, veau, venaison, jambon et bacon. Ham et le bacon peuvent contenir du sucre, afin de choisir ceux qui ne sont pas guéris. Vous pouvez opter pour le bacon sans nitrate.

- Les œufs sont très nutritifs et un aliment de base, en particulier pour le petit déjeuner. Soyez créatif dans la préparation des oeufs pour éviter la monotonie.

- Pour les graisses et les huiles, obtenir ceux provenant de légumes. Les huiles riches en oméga-3 acides gras sont également acceptables. Huiles ont pas de glucides, mais limitent la portion d'une cuillère à soupe. Veillez à ce que les huiles ne parviennent pas à trop haute température lors de la cuisson.

- le thé et le café caféiné sont acceptables, Cessez d'utiliser la caféine si vous sentez que vous éprouvez des envies. Si vous êtes un accro de la caféine, il est recommandé de vous casser l'habitude avant d'entrer dans un programme de régime.

- Le fromage contient des hydrates de carbone afin de limiter la consommation de fromage à 3-4 onces par jour ou d'une taille équivalente de 1 "cube par jour.

Phase 2 ou la perte de poids en cours.

Le but de cette phase est de poursuivre avec la dynamique initiée en Phase 1 jusqu'à ce que vous trouviez votre tolérance glucidique personnelle. Les listes d'aliments présentés ci-dessous sont des suggestions que vous pouvez mélanger selon vos préférences. Vous pourrez profiter de votre nourriture dans cette phase avec l'ajout d'un plus large éventail d'aliments et de boissons. Vous vous sentirez encore plus léger avec le programme maintenant que vous pouvez visiter les magasins de proximité pour votre nourriture préférée.

- Les produits laitiers comme le yaourt (nature et non sucré), le lait entier non sucré, fromage mozzarella, le fromage cottage, fromage ricotta et la crème

- La plupart des noix et des graines comme macadamia, cacahuètes, noix du Brésil, pour ne citer que quelques-uns de vos favoris

- Les fruits frais comme les mûres, les framboises, les canneberges, les fraises, les cantaloups, cubed miellat cubed, bleuets

- Le jus de citron, de lime et le jus de tomate sont recommandées.

- en conserve ou cuits les légumineuses comme les lentilles, les haricots, les haricots de Lima, les haricots pinto, haricots noirs, et les pois chiches

16

- Les aliments de commodité sont acceptables aussi longtemps que vous êtes au courant de la taille des portions et de glucides nets.

La phase de pré-entretien

Dans cette phase, plus de glucides sont ajoutés à votre régime alimentaire, ce qui permet pour 50 - 70 glucides nets par jour. Plus large gamme de produits alimentaires est également ajouté à la diète. Le but de cette phase est pour vous d'affiner votre alimentation, vous vous préparez pour un entretien de vie de votre poids. Cette phase dure un mois ou jusqu'à ce que vous avez atteint votre objectif de poids désiré.

- Les féculents sont acceptables dans cette phase: la courge (au four ou en purée), tranches de carottes, pommes de terre cuites au four ou en purée, les ignames, les pois, les panais, et le maïs.

- Légumineuses: haricots noirs, les haricots, les lentilles, les pois chiches et autres haricots

- Profitez d'un éventail plus large de vos fruits préférés: pommes, petites bananes, pamplemousse, goyave, kiwi, mangue, raisins, pêches, prunes moyennes, des dattes fraîches, poire moyenne, abricot moyenne, et d'ananas frais

- Les céréales sont également acceptables dans cette phase: la farine d'avoine, le riz brun, le son de blé, le quinoa, le pain de blé entier, le gruau et l'orge cuit.

phase d'entretien à vie

À ce stade, vous avez atteint votre objectif de poids et prêt à transformer votre régime alimentaire dans une habitude de vie. Être maintenant utilisé à un régime alimentaire avec un équilibre glucidique déterminé dans la phase pre¬maintenance, vous pouvez simplement continuer avec cet équilibre ou juste en dessous.

Votre apport alimentaire dans le régime d'entretien à vie est le même que dans la phase de pré-entretien. La différence est les modifications que vous présentez et vous pouvez maintenant attendre ce qui suit:

- *Profitez de bonnes graisses naturelles.* Tout ce que vous devez retenir est de ne pas manger au-delà de votre solde de glucides. Vous pouvez ajouter du beurre ou de l'huile d'olive pour les légumes, le fromage bleu pour les salades, et de la crème fouettée ou toute yogourt de lait aux fruits comme les baies.

- *Profite de la vie.* Étant donné que le régime Atkins est maintenant une seconde nature pour vous, vous ne devez pas vous préoccuper beaucoup avec elle. Vous pourriez avoir à modifier votre équilibre en glucides en fonction des activités que vous engagez, votre travail et votre santé. Avec le savoir-faire que vous avez acquis avec le programme de régime Atkins, vous avez les outils pour contrôler votre poids et ne pas se soucier des défaillances occasionnelles.

Le régime Atkins est plus sur la formation de votre système dans l'habitude de la consommation d'aliments sains. Le corps est conçu pour se déplacer. Les temps actuels font pour une vie sédentaire qui affecte la santé et la condition physique de l'homme. Le régime Atkins permet pour vous de profiter des aliments sains et de se livrer à des activités, en fin de compte vous faire sentir bien avec la vie.

Chapitre 4 - 7 Jours Atkins Diet Plan repas

Le régime Atkins n'a pas de restrictions de repas, sauf pour limiter la consommation d'hydrates de carbone. Alors que vous pouvez manger ce que vous voulez, il est utile d'avoir une structure à votre repas; Cela vous évite de penser à ce que la nourriture pour préparer sur une base de jour en jour. Rappelez-vous juste de boire 8 verres d'eau chaque jour. Le plan de repas présentés dans cette section sont pour ceux qui aiment manger.

journée 1

Déjeuner

3 œufs brouillés à la crème

4 à 6 tranches de bacon Café ou thé à la crème

Le déjeuner

Salade de poulet 6 onces de poulet grillé

1à soupe de fromage Romano

2 tasses de salade verte

2 cuillères à soupe vinaigrette ranch 1 œuf dur, haché

Dîner filets de poisson frits, trempés dans des œufs, enrobés dans les protéines de lactosérum, et en utilisant une huile végétale

1 tasse de salade verte

V4 tomate, de taille moyenne

1 thinly sliced red onion

2 oignon rouge finement tranche

journée 2

Déjeuner

2 portions de cereals

1 crème c

4 saucisse galettesdécaféiné

Café

Le déjeuner

1 tasse de salade (jambon, œuf dur, bacon crumbles, 2 onces de fromage)
2-3 cuillères à soupe maison Vinaigrette Mille-Îles
Soda sans sucres

Dîner

steak grillé au beurre d'ail, 2 oignons émincés,

et demi-tasse de champignons

V2 tasse de salade verte avec bacon émietté

1 cuillère à soupe de fromage romano

1 cuillère à soupe vinaigrette (votre choix)

1 tasse d'asperges

journée 3
Déjeuner

jambon et fromage (2 onces) omelette

1 muffin

soupe de beurre

Thé chaud, avec du citron et du sucre

desubstitution

Le déjeuner

ailes de poulet au four avec vinaigrette au fromage bleu
Peu oeufs farcis
1 tasse de salade de chou 1
10 - 20 olives soda diète

Dîner

8 onces bifteck
2 tasses de laitue salade mélangée avec des tomates, des concombres,
2 onces de fromage et de bacon crumbles
2 cuillères à soupe maison Vinaigrette Mille-Îles

bouillon de boeuf

1 tasse, saupoudrer œufs brouillés, la ciboulette pour garnir

journée 4
Déjeuner

3 oeufs durs hachés légèrement, mélanger avec 1 cuillère à café d'herbes fraîches, 1 cuillère à café de beurre et 1 cuillère à café de crème
4 saucisses
5 café décaféiné ou thé

Le déjeuner

sandwich jambon-fromage ajouter la laitue et la tomate

Moutarde ou de la mayonnaise

Diet soda

Dîner

6 onces de rôti de porc, en tranches
2 tasses de salade de laitue mélangées avec des tomates, des concombres, des radis et oignons verts
2 cuillères à soupe de maison Vinaigrette Mille-Îles

Thé au citron et le sucre de substitution

journée 5
Déjeuner   1 muffin 1 cs de beurre

Le déjeuner

> Salade de poulet mélangé avec du bacon crumbles, céleri haché, les oignons verts et les épices
> 2 panés Nuage

couennes de porc, 1/2 tasse de salsa maison

Soda

Dîner

> 6 onces de filet de poisson cuit au four avec du beurre, des herbes et des épices
> 2 tasses de salade de laitue mélangé avec des tomates, des radis, des concombres
> 2 cuillères à soupe de maison Vinaigrette Mille-Îles
> 1 tasse de brocoli et chou-fleur, cuit et mélangé

Thé au citron et le sucre de substitution

journée 6
Déjeuner

2 - 4 mini muffins 2 oeufs durs décaféiné café ou thé

Le déjeuner

8 onces de boeuf steak grillé, tranché finement 1 tasse de salade verte

1 oignon rouge, tranché finement

1/2 tranches petite tomate

2 cuillères à soupe de votre choix de vinaigrette

Dîner

Boulettes de viande à la sauce Alfredo

1 tasse de haricots verts avec des champignons

Oeufs farcis eggs

journée 7

Déjeuner

2 œufs brouillés

3 tranches de bacon 2 grillé muffins Une soupe de beurre

Le déjeuner

Thé au citron et le sucre de substitution
cuisse de poulet au four et à la jambe
salade de légumes
1 tasse, cuit et sucre vinaigrette italienne gratuitement
Soda sans sucres

Dinner

6 onces de cuit filet de poisson avec du beurre, herbes et épices
1 tasse de salade de chou
2 tasses de salade verte
2 cuillères à soupe de votre choix de vinaigrette

Avec la même nourriture consommée pendant tant de jours, il pourrait devenir une monotonie. Pour éviter de se faire ennuyer avec la nourriture que vous mangez, modifier votre préparation pour les oeufs. Vous pouvez chercher des substituts pour les légumes et la viande. Et garder à l'esprit votre solde de glucides.

Chapitre 5 - Misconceptions A propos de la Atkins Diet

La popularité de la diète Atkins, qui a grimpé encore plus haut après la publication du deuxième livre Atkins en 2002, a généré des idées fausses et a rejeté comme une «mode». Mais ces idées fausses ne nie les effets positifs de la diète Atkins que des études scientifiques montreront .

Voici les questions au sujet de faibles glucides avec des explications qui prouvent ces idées fausses comme étant sans fondement.

1. **Bas-glucides régime alimentaire est difficile à suivre.** La demande d'exclusion d'un groupe d'aliments entiers dans le menu est extrême et difficile à suivre. Les restrictions sur la consommation d'aliments conduisent souvent à un sentiment de privation, qui à son tour, conduit à un besoin de plus de nourriture.

   Les partisans de la diète Atkins demande de perdre du poids rapidement. Faible teneur en glucides des aliments provoque une perte automatique de l'appétit et réduit l'apport calorique sans sensation de faim. En l'absence de la faim, la diète sont en mesure de suivre à travers jusqu'à ce que la dernière phase du programme.

2. **Les groupes alimentaires essentiels exclus du faible régime pauvre en glucides.** Il est intéressant de noter premiers ancêtres de cet homme n'a pas manger des grains jusqu'à il y a environ 10.000 ans. Il est la consommation habitude moderne qui conditionne l'esprit à crave pour les aliments riches en sucre et en graisses. Le fait est, vous obtenez les nutriments essentiels de manger des aliments pour animaux et des légumes non féculents.

3. **Un régime faible en glucides provoque cétose qui est nocif pour la santé.** Cétose est souvent confondue avec l'acidocétose. Cétose est bon pour la santé et est une

réponse naturelle du système de corps lorsque le cerveau n'a pas suffisamment de glucose il peut brûler de l'énergie. L'acidocétose est une condition qui arrive aux personnes atteintes de diabète de type 1, où le sang est rempli de glucose et de corps cétoniques dans de grandes quantités. L'acidocétose est donc un danger pour la santé et pourrait se révéler fatale.

Des études montrent que la cétose est une thérapie pour les maladies chroniques et, par conséquent, pas nocif comme beaucoup voudraient le faire croire.

4. **Un régime faible en glucides est riche en graisses saturées, ce qui est nocif pour la santé.** Un régime faible en glucides n'encouragent la consommation de viande et d'autres aliments riches en graisses saturées et en cholestérol. La demande de graisses saturées augmenter le taux de cholestérol LDL (lipoprotéines de faible densité) est erroné.

Il existe deux types de lipoprotéines en cholestérol, lipoprotéine de haute densité (HDL) et la lipoprotéine de basse densité (LDL). Le fait est, la faible consommation d'hydrates de carbone conduit à des taux sanguins réduits de graisses saturées, les carburants que les hydrates de carbone brûlent pour produire de l'énergie. Les graisses saturées augmentent le niveau de HDL (ce qui est le bon cholestérol) et changer le LDL bas et dense (qui est le taux de cholestérol dangereux) à un grand LDL, qui devient inoffensif.

5. **Il n'y a rien pour soutenir cette Low- alimentation riche en glucides est sûr à long terme.** Il y a des études aléatoires menées sur l'efficacité et la sécurité du régime à faible teneur en hydrates de carbone à long terme qui montrent que cela dure depuis deux ans et plus sans effet néfaste sur la santé.

Au contraire, les études anthropologiques montrent que les personnes vivant avec les équipements modernes peuvent apprendre des tribus épargnée par la vie moderne. Les études sur les tribus vivant en Alaska, le Canada, le Groenland et l'Afrique montrent que ces populations tribales prospèrent sur les mammifères marins, les poissons, les mammifères terrestres et les oiseaux. Ces populations tribales mangent pas d'aliments végétaux, et la source calorique est pris à partir de graisses, qui pourraient atteindre un niveau élevé de 75%. Pourtant, ils sont en bonne santé, vivant à la vieillesse sans maladies chroniques.

6. **Ce qui est perdu sur un régime faible en glucides est le poids de l'eau.** Il est vrai que la perte d'eau en poids est due à un régime pauvre en hydrates de carbone, mais la perte d'eau ne se produit que pendant les deux premières semaines de la diète. Au cours de la phase initiale de la diète Atkins, le rein libère sodium et de l'eau, ce qui contribue à la perte de poids. Après la phase initiale, cependant, la perte de poids se poursuit, mais la perte est de la graisse corporelle.

7. **Un régime alimentaire faible en hydrates de carbone provoque la perte de nutriments.** Certains aliments n'interdire à d'autres éléments nutritifs de l'absorption dans le système de corps. Comme les grains, qui sont riches en acide phytique, empêche l'absorption du fer, du zinc et du calcium, ce qui peut conduire à des carences minérales. Le blé est connu pour réduire les niveaux de vitamine D. Un niveau de vitamine D sanguin insuffisant de sang est un facteur de risque pour le cœur et d'autres maladies chroniques. Un régime faible en glucides ne comprend pas le blé dans son plan, et par conséquent, ne pas avoir ces substances qui empêchent d'autres nutriments d'être absorbés par l'organisme.

8. Aller sur un régime faible en glucides provoque beaucoup d'inconfort.

Il est vrai que la diète expérience inconforts lors d'un régime faible en glucides, comme des maux de tête, nausées, confusion, irritabilité, et la léthargie. Ces gênes sont dues au changement radical dans le système métabolique qui se produit pendant la phase d'induction et dure pendant les deux premières semaines du programme de régime Atkins.

Ces inconforts disparaissent en quelques jours et peuvent être évités en obtenant l'eau et suffisamment de sel dans le système.

9. **Un régime alimentaire faible en hydrates de carbone provoque des palpitations cardiaques.**
   Vivre une légère élévation de la fréquence cardiaque au cours des deux premières semaines de la phase d'induction est normal en raison de changements métaboliques et ne dure pas. Cette condition est due à la déshydratation et une quantité insuffisante de sel dans votre système. En buvant suffisamment de liquide pour compenser la perte d'eau et de prendre le sel empêche palpitations cardiaques.

10. **Réduction de la performance physique est causée par faible apport en glucides.** Un initié dans l'hydrate de carbone à faible régime alimentaire peut se sentir une réduction de la performance physique en raison du manque de liquide et de sels dans le système. Ce problème se résout en buvant beaucoup d'eau mélangée avec du sel avant une activité.

Avec des revendications contradictoires entourant la perte de poids, qui oscille récemment entre les bas-glucides et les régimes à faible teneur en matières grasses, il est une réaction saine de faire une pause avant de décider quelle approche alimentation à utiliser. Il existe d'autres facteurs, comme les conditions médicales, vous pourriez avoir à considérer avant de choisir un plus approprié pour vous. Mais, en décidant de ne pas agir en raison d'idées fausses, peuvent vous empêcher d'améliorer votre santé et un mode de vie.

Chapitre 6 - La Food Vous devez manger

La beauté de la diète Atkins est dans son approche de la perte de poids qui est à la fois sain et facile à entretenir. Et, tandis que sur le programme de régime Atkins, vous ne devez pas mourir de faim. Vous pouvez manger la nourriture que vous voulez, à condition qu'il soit faible en hydrates de carbone ou dans l'équilibre des glucides.

Le guide ci-dessous vous aidera à ce que les aliments que vous devez manger que vous passez par chaque phase de la diète Atkins. Comme vous passez par chaque phase, vous pouvez introduire de nouveaux aliments dans le menu ou réintroduire les aliments que vous ont été une fois intolérante et a causé des problèmes.

Phase 1 - Induction (20 - 25 grammes de glucides)

- 12 à 15 grammes de vert et d'autres légumes à feuilles non-féculents

- Pour des graisses naturelles, utiliser de l'huile d'olive, le beurre, les olives, l'avocat, et d'autres aliments naturels pour pimenter votre appétit

- Pour vos sources de protéines, vous pouvez avoir 110 - 170 grammes servant taille de poulet, dinde, poisson, crustacés, agneau, bœuf, veau, porc, oeufs, tofu et autres produits à base de soja

- Les produits laitiers riches en matières grasses que, mais à faible teneur en hydrates de carbone, comme la crème sure, la crème et les fromages durs

Phase 2 - Perte de poids en cours (5 grammes d'augmentation de glucides par semaine)

En plus des légumes de base et les produits laitiers que vous aimez dans la phase d'induction, vous pouvez ajouter:

- Noix et graines (éviter les châtaignes)

30 • Baies, melon, et les cerises (éviter la pastèque)

- Le fromage cottage et ricotta pour les fromages frais et yogourt de lait entier

- Légumineuses comme les pois chiches et les lentilles et les autres dans le même groupe alimentaire

- légumes et jus de tomate, y compris le citron et le jus de lime

Phase 3 - Pré-entretien (augmentation de 10 grammes de glucides par semaine)

Continuer à ajouter de nouveaux aliments au menu tout en restant dans votre solde de glucides. Pour les achats alimentaires, vérifier le nombre net d'hydrates de carbone sur les étiquettes.

- Les féculents sont maintenant acceptables comme les carottes, les betteraves, les courges au four ou en purée, au four de patate douce, le panais en tranches, et le maïs

- Les céréales sont également acceptables dans cette phase, comme son brut de blé, de germe de blé, l'avoine, le gruau cuit, des pâtes de blé cuit, et le riz brun cuit

- Pour les fruits (sauf jus de fruits et fruits secs), vous pouvez ajouter la noix de coco fraîche râpée, les cerises, les pastèques cubed, la papaye, les prunes moyennes, goyave, pomme, mangue, morceaux d'ananas frais et autres fruits

Phase 4 - Lifetime Maintenance

Dans cette phase, votre régime alimentaire est maintenant un mode de vie. La nourriture que vous mangez dans cette phase est le même que ceux de la phase 3. Vous pouvez réintroduire la nourriture que vous étiez intolérant avant cette phase et d'explorer d'autres aliments, mais rester dans votre objectif de poids.

Chapitre 7 - Recettes simples

Pour vous commencer avec le régime Atkins, vous trouverez des recettes simples pour votre repas quotidien ci-dessous. Comme vous familiariser avec les recettes, vous pouvez explorer et de créer des recettes simples de votre propre, en variant les ingrédients pour fournir des épices et de la variété à vos repas.

Déjeuner

Muffin minute

V4 c amande farine
1 t édulcorant (substitut du sucre)
poudre
V4 t de cuisson avec du phosphate droite, double contenu intérimaire
1/8 t V2 sel t cannelle
1 oeuf entier, grande
huile végétale 1 t

1. Dans une tasse, mélanger et agiter les ingrédients secs jusqu'à bien incorporé.
2. Ajouter l'huile et l'œuf et mélanger.
3. Cuire au micro-ondes pendant une minute.
4. Toast muffin, en option
5. Garnir de fromage à la crème

Protein Pancake

2 oz de protéines de lactosérum (votre choix de saveur)
VA farine c Repas
3 T grains entiers, la farine de soja
1 t de poudre à pâte
1/3 c fromage cottage, crème caillé
2 oeufs, grande

1. Mélanger les trois premiers ingrédients.
2. Ajouter les oeufs et le fromage cottage battus et remuer jusqu'à homogénéité.

3. Faire chauffer une poêle antiadhésive à feu moyen.
4. Graisser légèrement avec l'huile végétale
5. Déposer la pâte dans la poêle avec l'utilisation de V tasse pour chaque crêpe.
6. Tourner crêpe et cuire pendant 2 minutes de plus.
7. Répétez le processus pour chaque crêpe.

Protein shake

3/4 c eau 2 T crème épaisse
1 t vanille
2 t substitut du sucre
Vc poudre de protéine de lactosérum
Vt gomme de guar
4 - 6 cubes de glace

Placez tous les ingrédients dans le mélangeur, mais pas les cubes de glace. Whirl bien combiner. Ajouter les cubes de glace, une à la fois afin de permettre d'épaissir le mélange.

Pour ajouter de la variété à la secouer, vous pouvez essayer des variations. Remplacer l'eau avec le régime de soude, des boissons légères ou de yogourt. Vous pouvez également essayer des extraits et des sirops sans sucre.

Le déjeuner

Saumon au citron et aux câpres

4-6 oz V2 huile filets de saumon
V4 c d'olive t sel
t sol
V2 poivre noir
1 T fraîchement hachée feuilles de romarin
8 tranches de citron (2 citrons)
V4 jus de citron c (1 citron)
V2 c Vin blanc
4 t câpres 4 pièces en feuille d'aluminium

1. Badigeonner les deux côtés du filet de saumon avec de l'huile

d'olive

2. Assaisonner avec le sel, le poivre et le romarin
3. Placez chaque saumon assaisonné dans la feuille, garnir chaque saumon au citron une tranche de citron, 2 cuillères à soupe de vin, et 1 cuillère à café de câpres
4. feuille Fold et le joint
5. Placer une poêle à griller sur feu moyen-élevé
6. Placez la feuille sur le gril chaud, cuire pendant 10 minutes

Glazed Poitrine

4 lbs maigre poitrine de boeuf
2t sel
2 t paprika
1 t de poivre noir
3 T de conserves d'abricots, sans sucre (ou votre choix de conserves)

1. Chauffer le four à 475 F.
2. Frotter la poitrine avec le sel, le poivre et le paprika
3. Placez la poitrine dans le four, côté gras vers le bas
4. les oignons et les carottes Scatter autour de la poitrine et cuire pendant 15 minutes
5. Mettez la poitrine sur et ajoutez c eau V2.
6. Couvrir et réduire la température du four à 375 F.
7. Cuire pendant 3 à 4 heures jusqu'à tendreté.
8. grilleur de chaleur. Transfert poitrine du four à la lèchefrite
9. Étendre la confiture sur la poitrine et griller pendant 5 minutes, enlever les oignons et les carottes.
10. Couvrir la poitrine avec du papier et laisser refroidir.
11. Retirez la graisse de surface et servir.

Ancho Macho Chili

1 oignon, de taille moyenne
80 oz désossées bifteck
3 T poudre de chili
V2 t poivre noir
2 t vente
14 a / 2 oz de tomates rouges et piments verts, en conserve

2 t ail
6 fl oz de vin rouge
3 T huile d'olive

1. Préchauffer le four à 325 F
2. sel et poivre Rub sur le boeuf
3. Chauffer 1-1 / 2 t huile dans une casserole à feu vif
4. Ajouter 1/3 de boeuf et faire cuire jusqu'à ce que brun
5. Transfert poitrine dans un bol et répéter avec le reste de la viande bovine
6. Ajouter le reste 1-1 / 2 t huile dans la casserole et faire cuire l'oignon
7. Incorporer la poudre de chili. Ail haché, les tomates et le vin et laisser mijoter
8. Couvrir et cuire 2-1 / 2 heures jusqu'à ce que tendre.

Dîner

Mushroom aux asperges et petits pois

3 T beurre non salé
3 échalotes, moyen
1 t ail
1-3 oz chapeau de champignon
V4 c vinaigre
eau 1 c
1 lb asperges V2 c pois verts
2 T crème lourd 8 feuilles de basilic V4 pincée de sel V4 t poivre noir

1. Faire fondre 2 cuillères à soupe de beurre dans une grande poêle à feu moyen-élevé. Réduire à feu moyen et ajouter les oignons verts. Cuire pendant 3 minutes jusqu'à ce que les verts fane partie.
2. Ajouter l'ail haché
3. Ajouter la cuillère à soupe restante de beurre et champignons. Cuire pendant 5 minutes ou jusqu'à ce que les champignons soient mous
4. Ajouter le vinaigre, cuire 2 minutes de plus
5. Versez l'eau, ajouter les asperges et porter à ébullition. Réduire le feu et laisser mijoter pendant 5 minutes.

6. Ajouter les petits pois, cuire 2 minutes.
7. Ajouter la crème et laisser mijoter jusqu'à ce que la sauce soit épaisse
8. Transférer dans un bol, ajouter les feuilles de basilic et assaisonner au goût avec le sel et le poivre.
9. Saupoudrer de fromage parmesan, en option

Côtelettes de porc avec sauce à la moutarde

huile d'olive 3 T
4 côtelettes de porc désossées, de 1 pouce d'épaisseur et sel poivre noir
2 échalotes hachées finement
3/4 c de vin blanc
2T crème épaisse
1 T moutarde de Dijon
1 T estragon frais, haché
1 coupe de coin citron

1. Préchauffer le four à 400F
2. Dans une poêle, faire chauffer 1 cuillère à soupe à feu vif
3. V2 cuillère à café de sel et de poivre pour assaisonner la viande de porc.
4. Brown côtelettes de porc de chaque côté
5. Transfert des côtelettes de porc à une plaque de cuisson, rôti pendant 5 - 7 minutes ou jusqu'à cuisson
6. Faire cuire les échalotes avec 1 cuillère à soupe d'huile, en remuant jusqu'à ce que doux
7. Verser le vin et laisser mijoter jusqu'à réduction de moitié
8. Ajouter la crème, laisser mijoter jusqu'à ce que la sauce épaississe. Ajouter la moutarde.
9. Verser la sauce sur les côtelettes de porc et ajoutez l'estragon.
10. Servir avec les quartiers de citron.

silure au four avec du broccoli

6 onces d'élevage silure 1 c brocoli, haché
1 portion, mélange d'herbes beurre
1. Préchauffer le four à 350F
2. Disposer le poisson-chat sur 12 "feuille carrée, saupoudrer le

poisson avec du sel et du poivre moulu

3. Disposer le brocoli autour du poisson

4. côtés pli de la feuille et le joint par sertissage

5. Cuire au four pendant 10 à 15 minutes jusqu'à ce que le poisson soit cuit et le brocoli soit tendre

6. poissons de transfert à un plat, une feuille ouverte et verser herb- mélange de beurre sur les poisons

Pour Herb beurre mélange

V2 t sel

1 t d'huile de poivre noir V2 c d'olive

1 t ail

3 t de feuilles d'origan

2 T Basil

1 c de beurre non salé V2 huile végétale c

1. Placez le sel, le poivre, l'ail, l'huile d'olive, l'origan et le basilic dans un robot culinaire. Pulse jusqu'à taches de poivre ne sont pas visibles.

2. Ajouter l'huile et le beurre et mélanger jusqu'à consistance lisse

3. Grattez dans un récipient

4. Dure dans le réfrigérateur jusqu'à 1 mois

Soupes

Soupe aux poivrons rouges

2 T huile d'olive 2 gousses d'ail 12 oz rôti poivrons 1 14,5 oz de bouillon de poulet 7 fl oz eau

1 oignon, petits 2/3 c de crème épaisse

V4 c fromage parmesan râpé

2 branches de céleri, moyen

1. Dans une casserole, chauffer l'huile dans une casserole à feu moyen

2. Ajouter le céleri, l'ail haché, l'oignon blanc. Cuire en remuant jusqu'à ce que les légumes soient tendres.

3. Purée soupe dans un mélangeur. Faites ceci en lots.

4. soupe de retour dans la casserole, ajouter la crème et mélanger

5. Ajouter le sel et le poivre à votre goût. Saupoudrer de fromage parmesan au moment de servir.

Fromage bleu et soupe au lard

5 bacon, tranche moyenne
3 T beurre non salé
3 poireaux
2 c de morceaux de champignons et de la tige
1- 1/2 c chou-fleur
1 14,5 oz boîtes de bouillon de poulet
c eau V2
fromage bleu 2- 1/2 pza (ou votre choix de fromage)

1. Dans une poêle, faire cuire le bacon jusqu'à croustillant, placer 3 à 4 bandes à la fois
2. Faire fondre le beurre dans une casserole à feu moyen. Jeter dans les poireaux, chou-fleur, et les champignons. Cuire pendant 5 minutes, en remuant de temps
3. Ajouter le bouillon de l'eau et de poulet et porter à ébullition.
4. Réduire le feu et laisser mijoter pendant 10 minutes
5. Purée soupe dans un mélangeur. Pour ce faire, en lots et retourner la soupe dans la casserole.
6. Le dernier lot de soupe, ajouter le fromage bleu et réduire en purée lisse.
7. Top avec bacon émietté.

Crème de soupe au poulet

6 tranches de bacon
2 T beurre
3 gousses d'ail
3,5 oz de champignons tranchés 1/3 c de vin blanc ou V2 de l'eau de noix de coco lait c
bouillon de poulet 3 c
4 branches de céleri hachées
5 cuit et haché skinless cuisses de poulet sel au goût
poivre
2 T de persil frais haché

1. Dans une grande casserole, chauffer l'huile et faire cuire le bacon jusqu'à ce croustillant. Retirer le bacon et mettre de côté.
2. Ajouter le beurre et lorsqu'il est fondu, ajouter l'ail jusqu'à ce que doré. Ajouter les champignons et cuire jusqu'à tendreté.
3. Verser le vin ou l'eau et cuire jusqu'à réduction de moitié.
4. Verser le lait de coco et le bouillon de poulet, remuer. Ajouter le poulet et le céleri, laisser mijoter.
5. Ajouter une pincée de sel et de poivre. Utilisez le bacon et le persil pour la garniture.

Conclusion

Merci encore pour le téléchargement de ce livre!

Le régime Atkins se dresse sur les principes de base de la perte de poids, le poids de subsistance, l'amélioration de la santé et le bien-être et la prévention des facteurs de risque pour la santé. Le régime alimentaire correspond aux besoins nutritionnels spécifiques de la diète, en supprimant toute barrière à la diète peut se poursuivre avec le programme et atteindre le succès.

Le régime Atkins est non seulement pour perdre du poids, mais est de développer un mode de vie à vie d'une alimentation saine. Le programme de régime Atkins vous permet de déplacer progressivement à partir d'une consommation élevée de glucides à un faible apport en glucides. Et, cette progression graduelle vous aide à explorer votre solde de glucides qui vous donne le contrôle de l'entretien de votre poids.

Adhérant au programme de régime Atkins vous libère de se soucier de votre poids et se sentir bien avec la vie une fois que l'alimentation saine devient une seconde nature pour vous.

J'espère que ce livre a été en mesure de vous aider à comprendre le concept de la diète Atkins et comment il va travailler efficacement pour vous.

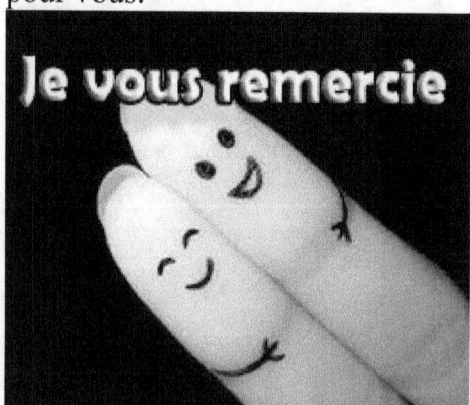

Enfin, si vous avez aimé ce livre, alors je voudrais vous demander une faveur, seriez-vous assez aimable pour laisser un commentaire pour ce livre sur Amazon? Il serait grandement appréciée!

Cliquez ici pour laisser un commentaire pour ce livre sur Amazon!

Merci et bonne chance!

CLIQUEZ ICI POUR LAISSER UN COMMENTAIRE

http://amzn.to/iYmioji

Voir d'autres livres de
ARNOLD YATES

http://amazon.com/author/arnoldvates

1- Bodybuilding: Comment construire facilement

Muscles et Gardez Mass en permanence: Iox vos résultats et de construire la Physique que vous voulez.

http://amzn.to/27fsCru

1- Calisthenics: Guide complet pour Bodyweight exercice, de construire votre rêve Body en 30 minutes

http://amzn.to/1X6X7Nw

CLIQUEZ ICI pour me donner votre image

et obtenir le rabais de 10%

Juste pour dire «Merci» pour l'achat

ce livre.

Je veux vous donner "6 Principes à 6 pack abs "d'une valeur de ~~$19.99.~~

Obtenez gratuitement

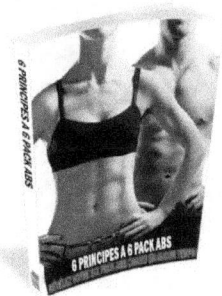

CLIQUEZ ICI

https://knowledgeforgreatness.leadpages.co/6-pack/